BEI GRIN MACHT SICH IHR WISSEN BEZAHLT

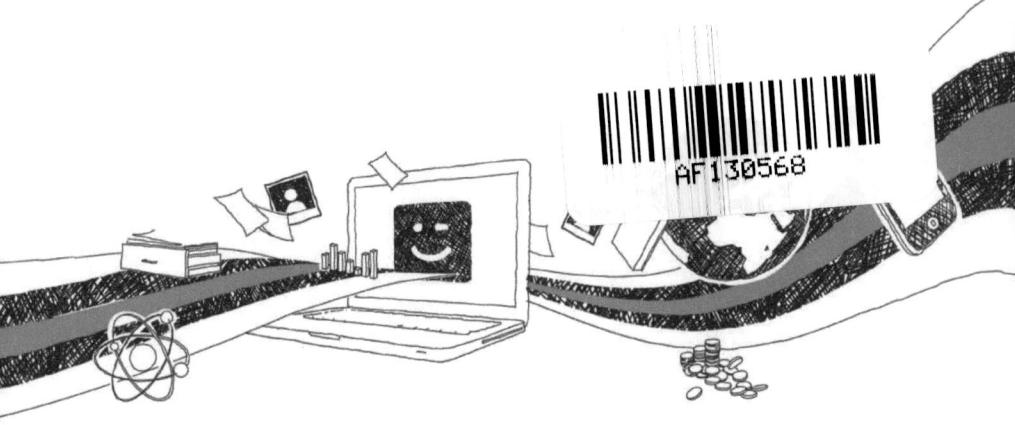

- Wir veröffentlichen Ihre Hausarbeit,
  Bachelor- und Masterarbeit

- Ihr eigenes eBook und Buch -
  weltweit in allen wichtigen Shops

- Verdienen Sie an jedem Verkauf

Jetzt bei www.GRIN.com hochladen und kostenlos publizieren

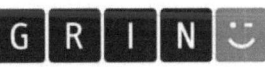

Der Krankheitsbegriff der medizinischen Anthropologie als Gegenstand der Ethik

Frank-Rüdiger Menn

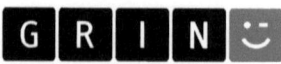

Bibliografische Information der Deutschen Nationalbibliothek:

Die Deutsche Nationalbibliothek verzeichnet diese Publikation in der Deutschen Nationalbibliografie; detaillierte bibliografische Daten sind im Internet über http://dnb.d-nb.de abrufbar.

ISBN: 9783389014646
Dieses Buch ist auch als E-Book erhältlich.

Coverbild: Coverbild: Black Salmon @shutterrstock.com

© GRIN Publishing GmbH
Trappentreustraße 1
80339 München

Druck und Bindung: Books on Demand GmbH, Norderstedt Germany
Gedruckt auf säurefreiem Papier aus verantwortungsvollen Quellen

Das vorliegende Werk wurde sorgfältig erarbeitet. Dennoch übernehmen Autoren und Verlag für die Richtigkeit von Angaben, Hinweisen, Links und Ratschlägen sowie eventuelle Druckfehler keine Haftung.

Das Buch bei GRIN: https://www.grin.com/document/1452603

Der Krankheitsbegriff der medizinischen Anthropologie als Gegenstand der Ethik

1. Zur Aktualität der Diskussion um den Krankheitsbegriff

Mit der Corona-Pandemie und Long Covid ist der Begriff der Krankheit wieder in den Mittelpunkt des öffentlichen Interesses gerückt. Dabei stellen sich bekannte Fragen um diesen Begriff in neuer Aktualität:

- Ist der Krankheitsbegriff ein allein naturwissenschaftlich-deskriptiver Begriff?

- Ist man auch dann krank, wen man sich krank fühlt, ohne dass organische Ursachen nachweisbar sind?

- Welche ethischen Folgerungen folgen aus der Erkrankung einer Person und folgen diese unmittelbar oder nur mittelbar aufgrund einer zusätzlichen ethischen Beurteilung?

- Wer entscheidet über die Definition und Zuordnung von Krankheit?

- Gelten bei der Verteilung von knappen medizinischen Ressourcen auch ethische Kriterien wie „Fairness" und „Gerechtigkeit"?

Auf diese Fragen versucht die nachfolgende Hausarbeit erste Antworten zu skizzieren, indem sie die grundlegenden Begriffe und Prinzipien skizziert, die hierbei anzuwenden sind. Dabei reicht der Rahmen einer Hausarbeit sicher nicht aus, um die gestellten Fragen umfassend zu beantworten. Es kann hier nur eine erste Annäherung versucht werden. (Die Vertiefung dieser Thematik soll dann im Rahmen einer später folgenden Masterarbeit versucht werden).

Im Anschluss an den theoretischen Teil soll im 4. Teil dann eine Anwendung der dargestellten Begrifflichkeiten an einen kontrovers diskutierten Fall von „Krankheit" – hier die Problematik einer „Genderdysphorie" und vom Betroffenen gewünschten „Geschlechtsangleichung" - vorgenommen werden.

2. Der Begriff der „Krankheit"

2.1. Der Krankheitsbegriff in der modernen Medizin

2.1.1. Virchows „Cellular-Pathologie"

Die moderne Krankheitslehre hatte sich im Verlauf des 19. Jahrhunderts aus der Pathologischen Anatomie entwickelt und wurde von dem Arzt und Chirurgen Rudolf Virchow (1821 – 1902) begründet.

Mit der Theorie seiner „Cellular-Pathologie" begründete Virchow eine naturwissenschaftliche Medizin, die sich der vorgegebenen Baupläne der Körper, der Mechanik und der Zellregulation bediente. *„Wie ein Baum eine in einer bestimmten Weise zusammengesetzte Masse darstellt, in welcher als letztes Elemente an jeden einzelnen Teile, am Blatt wie an der Wurzel, am Stamm wie an der Blüte, zellige Elemente erscheinen, so ist es auch in der tierischen Gestalt. Jedes Tier erscheint als eine Summe vitaler Einheiten, von denen jeder den vollen Charakter des Lebens in sich trägt."[1]*

Virchow war ein typischer Vertreter des Fortschritts-Glaubens des 19. Jahrhunderts, der mit dem Aufstieg der Naturwissenschaften verknüpft war. Virchow hat der Medizin damit ein neues naturwissenschaftliches Fundament verliehen.

2.1.2. Einführung des Subjekts in der modernen Medizin

Die naturwissenschaftliche Medizin hatte Krankheit noch als einen rein organischen Defekt; als ein naturwissenschaftliches Abweichen von der Norm betrachtet. Zu Beginn des 20. Jahrhunderts wurde der subjektive Aspekt, die Persönlichkeit des Kranken als eine unterschiedliche, aber gleichwertige Perspektive in die Betrachtung von Krankheit mit einbezogen.

Mit der Gründung der Heidelberger Schule durch den Mediziner Ludwig von Krehl (1861 – 1937) wurde der kranken Person eine stärkere Aufmerksamkeit zugewendet. *"Krank ist der einzelne Mensch, die einzelne Persönlichkeit, jeder einzelne Kranke; jeder Mensch muss als ein besonderes Phänomen betrachtet werden"[2]*

---

[1] Zitiert nach: Henrich Schipperges, Der Begriff der Krankheit, in Reader „Der Begriff der Krankheit", S84 f.
[2] Zitiert nach: Heinrich Schipperges,, ebenda S. 88

Damit wurde der Mensch als Ganzer – „mit Leib und Seele" Gegenstand der Medizin. Die Medizin als angewandte Naturwissenschaft wurde um die personale Medizin erweitert. Das subjektive Erleben und die jeweilige Befindlichkeit des Kranken kamen verstärkt in das Blickfeld des Arztes.

2.1.3. Abgrenzung der Begriffe „Krankheit" und „Gesundheit"

Um den Begriff der „Krankheit" definieren zu können, scheint eine Abgrenzung vom Begriff der „Gesundheit" erforderlich zu sein. Da das eine aber wohl nur über das andere definiert werden kann - Krankheit also als „Nicht-Gesundheit" und umgekehrt - scheint eine solche Definition allerdings nicht wirklich zielführend zu sein.

Dies gilt auch für den Fall, dass Gesundheit als ein polarer Idealzustand definiert wird, der in der Realität so kaum je erreichbar erscheint, wie dies in der Definition von Gesundheit der WHO zum Ausdruck kommt: *„Health is a state of complete physical, mental and social well-being and not merely the absence of disease or infirmity".*[3]

Würde man die WHO-Definition für Gesundheit auf die individuelle Ebene beziehen, würde die Menschheit faktisch nur aus Kranken bestehen[4]. Der kategorische Krankheitsbegriff der WHO scheint somit nicht geeignet, um eine Definition von Krankheit und Gesundheit zufriedenstellend leisten zu können.

Im Unterschied zur WHO-Definition unterscheidet der Mainzer Medizinethiker Norbert Paul die Begriffe „Gesundheit" und „Krankheit" nicht auf der Ebene des individuellen Wohlbefindens bzw. der individuellen Einschränkung, sondern auf einer mehr handlungsbezogenen medizinischen Ebene. Dies lässt ihn die folgende Differenzierung treffen:

„Der Gesundheitsbegriff ist die zielführende, teleologische Kategorie, auf die alles Handeln bezogen ist. Der Krankheitsbegriff stellt hingegen die legitimatorische

---

[3] WHO 1948, zitiert nach Gethmann: " Anthropologische und ethische Fragen von Gesundheit und Krankheit" in gleichnamigen Reader S 29 f.

[4] tatsächlich richtet sich die WHO in ihrer „Constitution" aber nicht an Individuen, sondern in erster Linie an Staaten und Regierungen, vgl. Gethmann ", ebenda S 29

Kategorie dar, aus der die Notwendigkeit, Zulässigkeit und Eingriffstiefe ärztlichen Handelns abgeleitet wird."[5]

Zugleich betont Paul, dass die jeweiligen Vorstellungen von „Gesundheit" und „Krankheit" in hohem Maße von sozialen Vorstellungen und Werthaltungen abhängig sind. Die soziale Anerkennung eines „Krankheitswertes" legitimiert den Anspruch auf den helfenden oder heilenden Eingriff des Arztes und die damit verbundenen Kosten.[6]

2.2. Die „Amphibolie des Krankheitsbegriffs" (Gethmann)

Die Überlegungen des deutschen Ethikers Carl Friedrich Gethmann setzen an der Doppelbedeutung des Begriffs von Krankheit an: Für ihn hat jede Krankheitsdefinition sowohl das Erleben des Kranken selbst wie auch die medizinische Diagnose einer organischen Dysfunktion zum Gegenstand:

„Man kann demgemäß unter einer Krankheit zunächst eine vom Menschen Erlebbare und durch Menschen verstehbare (und auf dieser Basis unter Umständen auch wissenschaftlich erklärbare) Störung der Lebensfunktion verstehen."[7]

Im Folgenden unterscheidet Gethmann die Begriffe „Askription" und „Deskription": *„Mit Askriptionen schreibt sich der Akteur Attribute der Selbsterfahrung (Handlungen bzw. Widerfahrnisse) zu, mit „Deskriptionen" berichtet der Akteur über Momente der Fremderfahrung...*"[8]

Der Krankheitsbegriff enthält bei Gethmann folglich eine doppelte – askriptive und deskriptive Bedeutung. Diesen Doppelcharakter drückt die englische Sprache mit der Unterscheidung der beiden Begriffe *„Illness"* (*askriptiv*) und „Disease" (deskriptiv) aus. Gethmann nennt dies *„die Amphibolie des Krankheitsbegriffs"*.

---

[5] Norbert W.Paul: „Gesundheit und Krankheit", in Geschichte, Theorie und Ethik der Medizin, Suhrkamp 2020
[6] Der hippokratische Eid steht für den Berufsethos von Ärzten, wird aber heute nicht mehr von Ärzten selbst geleistet. Dessen zentrale Grundsätze *„(bonum facere, primum nil nocere")* wurden aber in die grundlegenden Prinzipien der Medizinethik übernommen
[7] Gethmann: „Zur Amphibolie des Krankheitsbegriffs," in Reader Anthropologische und ethische Fragen von Gesundheit und Krankheit". S34
[8] Gethmann, ebenda S. 43

Gethmann unterscheidet hierbei zwischen der askriptiven „Vollzugs-" und der deskriptiven „Berichtserfahrung" einer Person- *„Ein Erleben eines nicht vom Erlebende selbst herbeigeführten Ereignisses ist der Vollzug des Erlebens, der vom Bericht über es zu unterscheiden ist."*[9]

Den Unterschied zwischen den beiden Zuschreibungen macht Gethmann auch daran deutlich, dass die askriptive Aussage eines Kranken: „ich habe Schmerzen", nicht einfach in die deskriptive Aussage „er hat Schmerzen" transformiert werden kann, ohne dass es hierbei zu einem analytischen Bedeutungsverlust kommt. So ist etwa die deskriptive Aussage falsifizierbar, während dies für die askriptive Aussage nicht gilt. Das subjektive Erleben von krankheits-bedingtem Leiden kann nicht von Dritten widerlegt werden.

Unter Berücksichtigung des „amphibolischen" Doppel-charakters seines Krankheitsbegriffs versteht Gethmann Krankheit als *„vom Menschen erlebte und durch Menschen verstehbare (und darauf aufbauend durch Wissenschaften erklärbare) Störungen der Lebensfunktionen, deren Bewäl-tigungsversuch dazu führt, die Störungsursache zu isolieren und zu identifizieren."*[10]

Entsprechend wird Gesundheit bei Gethmann als Erfolg bei der Bewältigung einer Störung begriffen. *„Gesund ist der menschliche Lebensvollzug, wenn dieser störungsfrei verläuft und so erlebt wird."*[11]

3. Der Krankheitsbegriff als Gegenstand der Ethik

3.1. Ethik als Begründung von Handlungsnormen

Bevor auf die Frage nach der ethischen Dimension des Krankheitsbegriffs eingegangen werden soll, hier vorab noch ein paar grundsätzliche Gedanken zur Ethik selber.

Gethmann unterscheidet zunächst zwischen „Ethos" und „Ethik". Der „Ethos" beschreibt ein Ensemble gesellschaftlich

---

[9] Gethmann , ebenda, S. 43
[10] Gethmann: Krankheit als Ursprung sozialer Verpflichtungen, in Gethmann: „Reader anthropologische und ethische Fragen von Gesundheit und Krankheit", S. 34
[11] Getmann, ebenda S. 34

vorherrschender Handlungsweisen und Handlungsgewohnheiten, die zumeist in der Form von moralischen Regeln oder „Üblichkeiten" gelten.

Demgegenüber bezieht sich die Ethik nicht auf Sätze zur Handlungs<u>anleitung</u>, sondern auf die Sätze der Handlungs-<u>beurteilung:</u>

„Es ist Aufgabe der Ethik, Moralen auf die in ihnen implizierten Regeln hin zu rekonstruieren, und diese moralischen Regeln anhand ethischer Beurteilungsinstanzen zu überprüfen, schließlich diese Beurteilungsinstanzen nach allgemeinen Gesichtspunkten wie Funktionalität und Konsistenz zu beurteilen."[12]

In der Ethik werden demzufolge die Regeln zur Beurteilung von Handlungen auf ihre Plausibilität und Kohärenz hin beurteilt. Ethik fragt nach der Begründetheit von moralischen Regeln, die Ursache von Handlungen sind und denen bestimmte Handlungsfolgen zuge-rechnet werden können.

3.2. Krankheit als ein deontologischer Begriff

Der bisher entwickelte Krankheitsbegriff wurde von dem deutschen Arzt und Philosophen Wolfgang Wieland (1933 – 2015) um eine weitere Dimension – den deontologischen Krankheitsbegriff – erweitert. *(von <u>griechisch</u> δέον, déon, „das Erforderliche, das Gesollte, die <u>Pflicht</u>").*

In Anlehnung an den kategorischen Imperativ von Kant[13] spricht *Wieland* von dem deontologischen Begriff der Krankheit als einem Begriff, der dazu bestimmt ist *„... auf Zustände angewendet zu werden, die nicht sein sollen, deren Änderung deswegen gerechtfertigt werden kann. Wer einen Zustand als krank bezeichnet, will damit zugleich eine Veränderung dieses Zustandes legitimieren."[14]*

---

[12] Gethmann: Krankheit als Ursprung sozialer Verpflichtungen" Anthropologische und ethische Fragen von Gesundheit und Krankheit" in gleichnamigen Reader S 36 f

[13] Der kategorische Imperativ von Kant lautet bekanntlich: *„Handle nur nach derjenigen Maxime, durch die du zugleich wollen kannst, dass sie ein allgemeines Gesetz werde." (vgl. Hübner. „Einführung in die philosophische Ethik", S. 175*

[14] Wolfgang Wieland;" Die Medizin im System der Wissenschaften", in: Reader: „Heilen, Können und Wissen", S. 66f

Allerdings ergibt sich aus dem Wunsch eines Kranken nach medizinischer Hilfe selbst noch keine Begründung oder Normierung dieser Hilfe. Der Anspruch eines Kranken auf Hilfe ist ein „Sollen", das zusätzlich ethisch zu begründen ist. Wieland führt hier das Beispiel eines todkranken Patienten und dessen Wunsch nach medizinischer Sterbehilfe an. Dieser Wunsch kann nicht aus sich selber, sondern nur durch Hinzufügung einer zusätzlichen ethischen Dimension beurteilt werden.

Der Schluss vom „Sein" auf ein „Sollen" wird in der ethischen Philosophie als „naturalistischer Fehlschluss" bezeichnet." *„Der naturalistische Fehlschluss erscheint oft in der Gestalt, dass man bereits auf die pure Existenz von Wünschen und Bedürfnissen einer Person die Legitimation gründen zu können glaubt, diese Wünsche zu erfüllen und die Bedürfnisse zu befriedigen."[15]*

Nach David Hume (1711 – 1776) wird ein Sein-Sollen-Fehlschluss begangen, wenn aus einem Seinssatz (A = Q) unmittelbar ein Sollenssatz (A = „gut") abgeleitet wird. Wird dagegen eine Prämisse im Sinne von: „Q ist gut" eingeführt, wäre die daraus abgeleitete Aussage A = „gut" formal richtig. Die Einfügung einer solchen Prämisse stellt aber den eigentlichen ethischen „Normierungsakt" dar, der nicht übersprungen werden kann.

A = Q
Q = gut (ethische Normierung)
A = gut

Wesentliches Anliegen von Hume ist es, nicht die Notwendigkeit einer Prämisse für die formale Richtigkeit der o.g., Aussage zu belegen. Vielmehr ging es ihm darum zu zeigen, „dass die moralische Wertigkeit, die man bestimmten Charakteren, Handlungen oder Zuständen zuschreibt, nicht in den beobachteten Gegenständen selbst liegt, sondern im jeweiligen Beobachter begründet ist"[16] Laut Hume wechselt dabei die Perspektive vom Sein – den äußeren Dingen - zum Sollen und fokussiert dabei auf die Subjekthaftigkeit des jeweiligen Beobachters.

Der deontologische Krankheitsbegriff im Sinne von Wieland ist stets ein ethischer Begriff, weil er neben der Deskription („Sein") zugleich auch das Element der normativen Präskription („Sollen") beinhaltet. Dabei ist die ethische Normierung gesondert zu begründen, um einen Sein-Sollen Fehlschluss zu vermeiden.

Daneben verwendet Wieland den Krankheitsbegriff auch im Sinne eines „praktischen" Begriffs, weil hierdurch dem Arzt die praktische

---

[15] Wolfgang Wieland; „Die Medizin im System der Wissenschaften" ,in Reader „Heilen, Können und Wissen" S. 55
[16] vgl. „Naturalistischer Fehlschluss" In Hübner: „Einführung in die philosophische Ethik", S. 40f.

Notwendigkeit des für eine Linderung oder Genesung notwendigen Handelns aufgezeigt wird. Entsprechend gilt: *„Krank ist ein Organismus …dann, wenn er bestimmte Leistungen, die von ihm verlangt werden, entweder gar nicht oder nicht ohne Hilfe erbringen kann und wenn dieser Zustand deswegen ein eingreifendes Handeln erfordert oder wünschbar macht."*[17]

Beim praktischen Krankheitsbegriff Wielands ist der Aspekt des ärztlichen Eingreifens explizit angesprochen, wohingegen Gethmann hier lediglich von einem *„Bewältigungsversuch"* spricht, mit der eine *„Störungsursache zu isolieren und zu identifizieren"* sei (s.o.).

Gethmann bezieht bei seiner Definition des Begriffs von Krankheit konsequenterweise die askriptive Seite der Selbsterfahrung von Krankheit und Gesundheit mit ein. Beide – Krankheit wie Gesundheit – sollen vom Menschen *„erlebbar und verstehbar"* sein. Im Unterschied dazu lenkt Wieland in der Begründung seines *„praktischen"* Begriffs von Krankheit seine Aufmerksamkeit in erster Linie auf den *„kranken Organismus"* und betrachtet Krankheit damit als ein von außen zu begreifendes, eher deskriptives Geschehen.

3.3. Krankheit als klassifikatorischer (normativer) Begriff

3.3.1. Verteilung von Rechten und Pflichten bei Krankheit

Wieland führt zusätzlich einen weiteren „klassifikatorischen" Krankheitsbegriff in seine Überlegungen mit ein: *"Die Anwendung eines klassifikatorischen Krankheitsbegriffs hat hier die Aufgabe, die Entlastungen und Prämien zu legitimieren, die dem Kranken von der Gesellschaft zugestanden zu werden pflegen, angefangen von der Krankschreibung über die Lohnfortzahlung im Krankheitsfall bis zur Berentung."*[18]

Damit zusammenhängend entwickelt Wieland eine Klassifikation, die die Zuweisung einer Rolle an einen Kranken und die damit verbundene Allokation bestimmter Ressourcen – z. B. medizinischer Versorgung – durch das Gemeinwesen regeln.[19]

---

[17] Wolfgang Wieland: „Thesen zum Krankheitsbegriff" in „Der Begriff der Krankheit", Reader S 65

[18] Wolfgang Wieland: „Thesen zum Krankheitsbegriff" in Der Begriff der Krankheit, Reader S 65
[19] Wolfgang Wieland, ebenda S. 69

Hier knüpft Wieland in an den amerikanischen Soziologen T. Parsons an, der das Arzt-Patient Verhältnis mit einem reziproken Set an Rechten, Pflichten und Verbindlichkeiten charakterisiert. Ein ärztlich „Krank" Geschriebener, der diese Erwartungen nicht erfüllt, muss damit rechnen, bestimmte soziale Ansprüche, etwa Lohnfortzahlungen im Krankheitsfall oder Rentenansprüche, zu verlieren.

Nach Parsons setzt sich die Krankenrolle aus vier verschiedenen Aspekten zusammen:[20]

1. Der Kranke ist davon befreit, seinen Krankheitszustand rechtfertigen zu müssen („*deliberate motivation*"),

2. Der Kranke ist davon entlastet, seinen alltäglichen sozialen Verpflichtungen nachzukommen, die aufgrund des Krankheitszustandes nicht ausgeführt werden können („*abstentions from performance expec-tations*"),

3. Der Kranke ist verpflichtet, wieder gesund zu werden bzw. sich um seine Genesung zu bemühen („*commitment to recover*"),

4. Der Kranke ist verpflichtet, fachkundige Hilfe aufzusuchen und mit den handelnden Therapeuten zusammenzuarbeiten („*commitment to cooperate*").

Dieser Katalog an Rechten und Pflichten eines krank-geschriebenen Person nach Parsons kann sicherlich noch inhaltlich ergänzt und erweitert werden. So sind meiner Meinung nach - neben den sozialen – insbesondere auch die arbeitsrechtlichen Verpflichtungen zu betonen, die mit der Zuschreibung von Krankheit verbunden sind. Die „Krank-schreibung" durch den Arzt erfüllt hier eine wesentliche und häufig eingesetzte „Entlastungsfunktion" für den Erkrankten, die häufig verbunden ist mit hohen gesellschaftlichen Kosten.

Dabei stellt sich u.a. die Frage, was es bedeutet, wenn ein Kranker seiner Verpflichtung, wieder gesund zu werden, nachkommen soll. Wie weit geht diese Verpflichtung im Einzelfall und wann soll ein Regelverstoß gegen diese Verpflichtung sanktioniert werden? Wer überprüft die

---

[20] Dirk Lanzerath: „Krankheit und der kranke Mensch" in Reader: „Der Begriff der Krankheit", S 148

Einhaltung der Pflicht und inwieweit ist der Kranke überhaupt in der Lage, eine solche Regel einzuhalten (z.B. Alkoholiker).

Die intrapersonale Verteilung von den einem Kranken zugewiesenen Rechten und Pflichten kann als Ausdruck einer gesellschaftlichen Verteilung von medizinischen (Behandlungs-kapazitäten) und ökonomischen (Lohnfortzahlung u.a.) Ressourcen interpretiert werden.

Grundsätzlich sollten Rechte und Pflichten des Kranken immer in einem ausgewogenen Verhältnis zu einander stehen, um eine konsensfähige Allokation von – in der Regel - knappen Ressourcen zu ermöglichen. Es wäre gesellschaftlich nicht vermittelbar, wenn eine Person überwiegend die Seite der Rechte verkörpert, während eine andere Person stärker die entsprechenden Pflichten auferlegt bekämen. Dies wäre zum Beispiel bei einer auf längere Dauer krankgeschriebenen Person der Fall, deren Aufgaben die verbliebenen Kollegen dann mit übernehmen müssten.

Die Frage, ob diese Rechte und Pflichten innerhalb einer Solidargemeinschaft hierbei „gerecht" verteilt werden, verweist auf bestimmte ethische Prinzipien von Gerechtigkeit.

3.3.2. „Gerechtigkeit" als ethischer Verteilungsgrundsatz

Hier sei auf die Gerechtigkeitstheorie („Theory of Justice") des US Philosophen John Rawls (1921-2002) hingewiesen. Rawls bringt die Frage nach Gerechtigkeit in einen Zusammenhang mit dem Prinzip der Fairness:

„The question of fairness arises, when free persons who have no authority over one another, are engaging in a joint activity and amongst themselves settling or acknowledging the rules which define it and which determine the respective share in its benefits and burdens"[21]

Die Entscheidung, die eine Gruppe vernünftiger Menschen in einer theoretischen Situation der Freiheit und Gleichheit bei der Verteilung von Vorteilen und Lasten *(„benefits and burdens")* gemeinsam treffen würden, bildet für Rawls den sozialen Hintergrund für seine Theorie der Gerechtigkeit.[22]

---

[21] John Rawls, „Justice of Fairness" S. 54, Reclam 2020
[22] Vgl. Wolfgang Kersting über John Rawls, in Reader „Theorien der Gerechtigkeit:" Kurseinheit 1, S. 30f.

Diese Situation von Freiheit und Gleichheit sieht Rawls in der hypothetischen Situation eines „Urzustandes" als gegeben an. Dieser besteht in der zusätzlichen Annahme, dass sich alle Beteiligten subjektiv in der gleichen sozialen Lage wähnen und sich niemand Grundsätze ausdenken kann, die ihn oder sie aufgrund seiner / ihrer besonderen Verhältnisse bevorzugen würden. Insofern sind diese so gemeinsam gefundenen Prinzipien das Ergebnis einer „fairen" Übereinkunft zwischen den Beteiligten.

Da diese somit nur dem alleinigen Interesse einer Sicherung eines möglichst hohen Maßes von Grundgütern folgen, ergibt sich hieraus für Rawls das erste Gerechtigkeitsprinzip[23] ::

„Jedermann soll gleiches Recht auf das umfangreichste System gleicher Grundfreiheiten haben, das dem gleichen System für alle anderen vergleichbar ist".[24]

Es stellt sich hier allerdings die Frage, ob das erste Gerechtigkeitsprinzip von Rawls auch auf die Verteilung von Rechten und Pflichten bei Zuschreibung des Krankenstatus anwendbar ist.

Ich meine ja, da sich das die Rechte eines Kranken durchaus als Grundfreiheiten resp. „Grundgüter" im Sinne Rawls interpretieren lassen. Nach Rawls sind die wichtigsten gesellschaftlichen Grundgüter *„Rechte, Freiheiten und Chancen sowie Einkommen und Vermögen[25]"*.

Die mit Krankheit zugewiesenen Rechte und Pflichten sind demnach dann „gerecht" verteilt, wenn jedermann gleichen Zugang zu ihnen erhält und diese zugleich in gleichem Umfang wie jeder andere in Anspruch nehmen kann.

Das Recht, im Falle einer Krankheit den alltäglichen sozialen und arbeitsvertraglichen Verpflichtungen <u>nicht</u> nachkommen zu müssen („Krankschreibung") muss damit für alle Beteiligten gleichermaßen gelten. Diese Gleichbehandlung muss auch für die entsprechenden, mit der Krankheit verbundenen Pflichten – etwa die Verpflichtung, sich um die eigene Gesundwerdung zu kümmern - gelten. Dabei ist der Gleichheitsgrundsatz nach Rawls auf das maximale Niveau der Befriedigung von Rechten der Kranken anzuwenden. Analog müsste hier gelten, dass ein

---

[23] [23] Rawls hat ein zweites Gerechtigkeitsprinzip („Differenzprinzip",) entworfen, das sich allerdings auf soziale und wirtschaftliche Gerechtigkeit bezieht und hier nicht weiterverfolgt werden soll

[24] John Rawls, zitiert nach Kersting, in Reader „Theorien der Gerechtigkeit:" Kurseinheit 1, S. 37

[25] Kersting ebenda. S. 37

minimal-notwendiges Niveau von Pflichten dabei ebenfalls zugrunde zu legen ist.

3.4. Der Krankheitsbegriff im Arzt-Patient Verhältnis

Der praktische Krankheitsbegriff ist in erster Linie eine kontextbezogene Zuweisung. Dieser Kontext ist in erster Linie das zwischenmenschliche geprägte Verhältnis zwischen Arzt und Patient als eine Interaktion, in der zum Teil unterschiedliche Perspektiven und Interessen im Vordergrund stehen. *„Prinzipiell geht es um die Interaktion zwischen einem hilfesuchenden, hilfsbedürftigen und einem zu der spezifischen Hilfe fähigen Partner. Dadurch ist offensichtlich ein Ungleichgewicht zwischen Handeln und Erleiden bzw. Behandelt-Werden für die Interaktion konstitutiv."*[26]

Das Arzt-Patient Verhältnis hat sich im Laufe seiner Geschichte, parallel zu dem Krankheitsbegriff, verändert.

1. Im **paternalistischen Modell** wird das Verhältnis zweier oder mehrere Personen als ein Verhältnis von mündigen und unmündigen Personen beschrieben. Der medizinische Wissensvorsprung des Arztes sichert diesem die Deutungshoheit über die Krankheit. Die Frage, ob und woran ein Gegenüber erkrankt ist, kommt allein dem behandelnden Mediziner zu, der sich hierbei auf sein Fachwissen stützt. Entsprechend steht der „deskriptive" Krankheitsbegriff hier im Vordergrund, während „askriptive" Momente der Selbsterfahrung des Kranken stärker im Hintergrund bleiben.

2. Mit der stärkeren Einbeziehung der Selbstwahrnehmung des Patienten und der Betonung von dessen Autonomie wandelt sich die Interaktion zwischen Arzt und Patient. Durch den gesellschaftlich-demokratischen Wandel und die wachsende Unabhängigkeit des Patienten sich selbst Information über seine Krankheiten zu verschaffen (Internet), verringert sich auch die traditionelle Asymmetrie in der Wissens- und Handlungskompetenz zwischen Arzt und Patient.

Der Patient tritt dem behandelnden Arzt zunehmend als ein „mündiger" Patient gegenüber und muss vor invasiven Eingriffen grundlegend über Alternativen, Risiken und

---

[26] A. Gethmann-Siefert: „Das Verhältnis von Arzt und Patient", in Reader: Das Arzt-Patient Verhältnis, S. 24

Nebenwirkungen informiert werden und hierzu seine Zustimmung geben." *Die paternalistische Fürsorgehaltung des Arztes findet in solchem Selbstbewusstsein nicht mehr das gehorsame ... Gegenüber eines fügsamen Kranken.*"[27]

Mit der gegenüber dem behandelnden Arzt zunehmend betonten „Autonomie" des Patienten, verlagert sich auch die Deutungshoheit über die Zuschreibung von „Krankheit". Damit erhält die subjektive Befindlichkeit des Patienten und dessen askriptiver Ausdruck eine stärkere diagnostische Bedeutung.

Die Erweiterung des Krankheitsbegriffs um die – in Zweifel nicht widerlegbare – „askriptive" Leidenserfahrung des Patienten, ist gegenüber dem früheren Modell einer rein naturwissenschaftlich geprägten Deutung von Krankheit durch den (paternalistischen) Arzt, zunächst einmal als ein demokratischer Fortschritt zu interpretieren. Es ist nicht mehr der behandelnde Arzt alleine, der Krankheit mit den damit verbundenen Privilegien und Pflichten zuschreibt. Auch der Patient hat an Deutungsmöglichkeiten hinzugewonnen.

Der Begriff von Krankheit und dessen diagnostische Zuschreibung muss sowohl im Arzt-Patient Verhältnis wie auch in der medizinischen wissenschaftlichen Diskussion immer wieder neu verhandelt und bestimmt werden. Dabei sind die Zuschreibungen und Abgrenzungen von Einzelerkrankungen und von Krankheit im Allgemeinen in einem ständigen Fluss, der insgesamt jedoch zu einer Erweiterung des Krankheitsbegriffs zu führen scheint.[28]

Die Fähigkeit des Kranken, sein Leiden auszudrücken und damit auch gehört und ernst genommen zu werden, hilft auch dem behandelnden Arzt bei der nachfolgenden Diagnose und Indikation. Gerade bei Leiden, die mit organwissenschaftlichen Methoden nicht immer ohne weiteres nachweisbar sind, wird erst durch die Ausdrucksfähigkeit des Patienten eine Evidenz erzeugt, die ärztliches Bemühen um Linderung und Heilung ermöglicht.

„Nur wenn der Kranke als Patient in seiner Krankheit einem Arzt verstehbar ist, kann dieser (der Arzt) Wissen auf das individuell erlebte Phänomen Krankheit beziehen und daraus neues Wissen

---

[27] A.Gethmann-Siefert „ Das Verhältnis von Arzt und Patient", in Reader Das Arzt-Patient Verhältnis, S.81
[28] Vgl. hierzu auch Henrich Schipperges, „Der Begriff der Krankheit", in Reader „Der Begriff der Krankheit", S 91

bilden. Die Arzt-Patient Beziehung ist also konstitutiv für die spezifische praktische medizinische Willensbildung."[29]

4. Falldiskussion

<u>Der Begriff von Krankheit bei geschlecht-sangleichende Maßnahmen</u>

In dem folgenden Fallbeispiel soll exemplarisch dargestellt werden, welche klassifikatorischen und ethischen Prinzipien auf das ärztliche Handeln anzuwenden sind.

Ein Beispiel für den beschriebenen erweiterten Begriff von Krankheit ist die sogenannte „Gender-Dysphorie". Menschen, die sich im geschlechtlich falschen Körper fühlen, werden als sogenannte *„transidente"* Personen bezeichnet. Der persönliche Leidensdruck der Betroffenen entsteht zumeist aus dem so erlebten Widerspruch zwischen der eigenen Geschlechtsidentität und den äußeren Körpermerkmalen.

„Transsexuelle Individuen stellen typischerweise fest, dass sich ihr körperliches Geschlecht polar von ihrem psychischen Geschlecht unterscheidet. Manche Menschen streben einen Übergang vom biologischen in das als eigentlich wahrgenommene eigene (psychische) Geschlecht an und wählen zudem zur Harmonisierung mitunter eine chirurgische oder hormonelle Therapie, um ihren Körper an das psychische Geschlecht anzupassen. Es geht bei ihnen um Zugehörigkeit zum männlichen oder weiblichen Pol..."[30]

Seit 1987 gilt „Transsexualität" in Deutschland als Krankheit im Sinne des Sozialrechts. In der überarbeiteten ICD-11[31] ist die Diagnose *"Gender Incongruence"* dem neu geschaffenen Kapitel *"conditions related to sexual health"* zugeordnet worden. Damit wurde ein wesentlicher Schritt in Richtung Entpathologisierung getan. Dies ist insofern von großer Bedeutung, als die bisherige Diagnose "Trans-sexualismus" in die Rubrik der Persönlichkeits- und Verhaltens-störungen fällt und dadurch maßgeblich zur Stigmatisierung von Transsexuellen beigetragen hat.

An der Diskussion um den Begriff und die geänderte Zuordnung von „Gender Dysphorie" wird deutlich, welche kontroversen Standpunkte hier zum Ausdruck kommen. Galt „Transsexualität" früher als eine

---

[29] Gethmann: „Krankheit als Ursprung sozialer Verpflichtungen", in Gethmann: „Reader anthropologische und ethische Fragen von Gesundheit und Krankheit", S. 30

[30] Deutscher Ethikrat: „Intersexualität", Stellungnahme 02/ 2012

[31] Die Internationale Klassifikation der Krankheiten (ICD, englisch International Classification of Diseases) ist ein internationales Diagnoseklassifikationssystem, das seit 1948 von der Weltgesundheitsorganisation (WHO, englisch World Health Organization) herausgegeben wird. Seitdem wurde die ICD mehrmals überarbeitet.

Krankheit, so hat das Selbstbestimmungsrecht der Betroffenen inzwischen zu einer Neuorientierung geführt. Statt „Transsexualität" ist hier inzwischen der Begriff „Geschlechts-Inkongruenz" (*„Gender Inconguence"*) getreten, der eine mögliche Diskriminierung der Betroffenen verhindern soll.

Wie aber ist der Wunsch einer „gender-dysphorischen" Person nach einer operativen oder hormonellen Geschlechtsumwandlung ethisch zu beurteilen? Aus Sicht des Betroffenen kann die geschlechtliche Inkongruenz und das Leiden der Betroffenen *in* Anlehnung an den deontologischen Begriff der Krankheit nach Wieland als ein Zustand beschrieben werden, *„...der nicht sein sollen und dessen Änderung damit gerechtfertigt werden kann".*[32]

Damit wäre aus Patientensicht der Selbstbestimmung im Sinne eines ärztlichen Änderungshandeln hier der Vorrang zu geben.

Ist der Wunsch eines transidenten Patienten nach einer medizinischen Geschlechtsumwandlung damit grundsätzlich *„ethisch unproble-matisch"*, wie der Ethiker Christian Säfken schreibt? Nach Meinung von Säfken nach *„...hat das Selbstbestimmungsrecht des Patienten ganz klar Vorrang, sofern es nicht die Fürsorgepflicht des Arztes gebietet, den Wunsch nach einer Umwandlung des körperlichen Geschlechts aufzuschieben".*[33]

Damit sind bereits zwei ethische Stichworte gefallen: Da ist einmal das Selbstbestimmungsrecht des Patienten und zum anderen die Fürsorgepflicht (*„Beneficence"*) des Arztes.

Beide Prinzipien können in Konflikt miteinander geraten, insbesondere dann, wenn gravierende medizinische Argumente gegen eine operative Umsetzung des Patientenwillens sprechen. Ein solcher Konflikt ist nicht selten und wird in der sogenannten Prinzipienethik der beiden US Medizinethiker Beauchamp und Childress systematisiert.[34] In einem solchen ethischen Prinzipienkonflikt wird es darum gehen, ein „Überlegungsgleichgewicht" zwischen den beiden genannten Prinzipien zu finden und auszutarieren.[35]

Säfken bezieht sich bei der Begründung eines Primats der Selbstbestimmung des Patienten auf die deontologische Ausrichtung der Ethik nach dem Kategorischen Imperativ von Kant: "*Aus dem*

---

[32] Vgl. Fußnote 12
[33] Christian Säfken, „Transsexualität und Intersexualität in ethischer Perspektive", in: Groß, Neuschaefer, Steinmetzer „Transsexualität und Intersexualität, Berlin 2008, S 8
[34] Beauchamp/Childress (1989): Tom L. Beauchamp, James F. Childress, „Principles of Biomedical Ethics", Oxford 1989
[35] Der Begriff wurde von John Rawls entwickelt und beschreibt einen iterativen Prozess der Annäherung an ein „Kohärenzmodell", Kersting, a.a.O. S. S. 98 ff.

Verbot der Verzweckung des Menschen allein für fremde Interessen folgt für den Arzt, bei der Ausübung seines Berufes den Zweck der Behandlung für den Patienten in den Vordergrund zu stellen". [36]

Tatsächlich grenzt Kant seine Argumentation aber auf *„vernünftige Wesen"* ein. Damit wären *„unvernünftige"* Wesen – etwa Menschen mit eindeutiger psychiatrischer Diagnose –in ihrem Wunsch nach medizinischer Geschlechtsumwandlung von dem Grundsatz der Selbstbestimmung nach Kant per Definition ausgeschlossen:

„Nun sage ich, der Mensch und überhaupt jedes vernünftige Wesen existiert als Zweck an sich selbst, nicht bloß als Mittel zum beliebigen Gebrauch für diesen oder jenen Willen, sondern muss in allen seinen, sowohl auf sich selbst, als auch auf andere vernünftige (unterstrichen, durch FM) Wesen gerichteten Handlungen jederzeit zugleich als Zweck betrachtet werden".[37]

Nehmen wir als ein Beispiel eine junge Frau mit der Diagnose Anorexia Nervosa („Magersucht"). Auch diese junge Patientin fühlt sich in ihrem Körper nicht „zuhause" – ähnlich wie der Patient mit den Symptomen einer „Gender-Dysphorie". Würde ärztlicherseits allein auf das Selbstbestimmungsrecht der Patienten reflektiert, so würde sich die junge Frau vielleicht zu Tode hungern. Tatsächlich ist das Körperbild einer schwer an Magersucht erkrankten Patienten nicht „vernünftig", da sich die Patienten immer noch in Ihrem eigenen Körperbild als übergewichtig empfindet, obwohl dies offenkundig nicht der Fall ist.

Im medizinisch-therapeutischen Prozess wird es folglich darum gehen, die magersüchtige jungen Frau mit sich selber und ihrem Körper auszusöhnen. Dies wird idealerweise zu der Erkenntnis der jungen Frau führen, dass ihr eigenes Körperbild ver-rückt, also im Kant`schen Sinne „unvernünftig" ist.

Vor dem Wunsch eines gender-dysphorischen Patienten nach einer chirurgischen oder hormonellen Geschlechtsumwandlung sollte daher erst einmal die Frage stehen, ob das „Selbstbestimmungsrecht" hier überhaupt der alleinige Maßstab sein kann.

Erst recht gilt diese Aussage bei gender-dysphorischen Kindern und Jugendlichen und deren Wunsch nach einer medizinischen Geschlechtsumwandlung. Dies gilt umso mehr, als eine solche medizinische Geschlechtsumwandlung nachweisbar mit schweren medizinischen Nebenwirkungen und Risiken für das weitere Leben

---

[36] Vgl. Säfken, a.a.O. S. 5
[37] Immanuael Kant, zitiert nach Philip Richter: „Kants Grundlegung zur Metaphysik der Sitten", Darmstadt 2013, S. 85

verbunden ist und von einer großen Zahl der Betroffenen im Nachhinein bereut wird.[38]

Insofern kann ich der folgenden Aussage von Säfken zu dem „mutmaßlichen" Wunsch nach einer Geschlechtsangleichung bei Kindern <u>nicht</u> zustimmen: *„Entscheidend für die Therapie muss daher der mutmaßliche Wille des Kindes sein: Wie würde es, wenn es alle Fakten kennen würde und bewerten könnte, in seinem eigenen Interesse entscheiden? Allein diese Frage hat der Arzt bei der Entscheidung für eine Therapie zu berücksichtigen."*[39]

Hier bewegt sich die Argumentation von Säfken auf dünnem Eis: Nicht allein, dass er dem (mutmaßlichen) Selbstbestimmungsrecht des Kindes Vorrang einräumt. Die Ableitung eines „mutmaßlichen" Willens ist zudem ethisch hoch umstritten und kommt – etwa bei fehlenden mündlichen oder schriftlichen Patientenverfügungen – überhaupt nur als ein letztes (schwaches) Argument in Betracht.

Entsprechend fordert denn auch der Deutsche Ethikrat in Bezug auf gender-dysphorische Wünsche bei Kindern und Jugendlichen: *"Solange die Entscheidung über das Geschlecht des Einzelnen noch offen ist, darf sie nur dann von anderen vollzogen werden, wenn dies aus begründeter Sorge um die Gesundheit der Betroffenen geboten ist. Dazu muss den Beteiligten eine unabhängige medizinische und psychologische Beratung offenstehen."*[40]

Seit 2021 gibt es hierzu in der Bundesrepublik klare gesetzliche Regeln: Intersexuelle Kinder sollen künftig vor unnötigen Behandlungen an ihren Geschlechtsmerkmalen bewahrt werden. Operationen, die nur das Ziel haben, das körperliche Erscheinungsbild des Kindes an das des männlichen oder des weiblichen Geschlechts anzugleichen, sind seither grundsätzlich verboten. Eingriffe zum Schutz von Leben und Gesundheit bleiben hingegen erlaubt.[41]

Im Sinne eines deontologischen Krankheitsbegriffs leitet sich aus dem Leiden einer transidenten Person stets ein therapeutisch-medizinischer Handlungsbedarf ab. Hier sollte von Seiten der behandelnden Ärzte und Therapeuten in jedem Fall Hilfe angeboten werden. Ob der weiter gehende Wunsch nach einer medizinischen Geschlechtsangleichung allerdings ethisch gerechtfertigt werden kann, muss hier bestritten werden.

---

[38] Vgl. dazu etwa Artikel in Cicero 02/2024 „Über die medizinischen Risiken der Transition", S. 90 ff.
[39] Vgl. Säfken, a.a.O. S 6
[40] Deutscher Ethikrat: „Intersexualität", Stellungnahme 02/ 2012
[41] Vgl. ZEIT online. 05/2021

Grundsätzlich stehen bei der ethischen Beurteilung einer Geschlechtsangleichung das Selbstbestimmungsrecht des Patienten einerseits und die Fürsorgepflicht des Arztes andererseits in einem Spannungsverhältnis zueinander. Nur nach dem diagnostischen, „psychiatrischen" Ausschluss von „unvernünftigen" Wünschen und „ver-rückten" Körperbildern des Patienten lässt sich dieses Spannungsverhältnis zugunsten des Selbstbestimmungsrechts zum Teil auflösen, ohne dass die Fürsorgepflicht des Arztes hierbei gänzlich zurücktritt.

5. Zusammenfassung

Ich habe in der dargelegten Hausarbeit versucht deutlich zu machen, was es bedeutet, den Begriff von „Krankheit" - neben seiner naturwissenschaftlich-deskriptiven und seiner askriptiven Bedeutung - auch als einen normativ-präskriptiven Begriff zu interpretieren. Hier kommt die ethische Perspektive ins Spiel: Sie fragt danach, ob ein bestimmtes medizinisches Handeln moralisch gerechtfertigt und ethisch zu begründen ist.

Dabei wird der Begriff von Krankheit einmal im Sinne einer deontologischen Sollens-Ethik gedeutet und nach der ärztlichen Fürsorgepflicht gefragt, die das Leiden des Patienten lindern und dessen Leben verlängern soll. Dem gegenüber steht der Begriff der Selbstbestimmung des Patienten, der dem Selbstverständnis des Kranken im interaktiven Arzt-Patient-Verhältnis ein größeres Gewicht verleiht.

Zum anderen habe ich untersucht, ob der Begriff einer ethischen „Gerechtigkeit" im Sinne von Fairness, bei der Zuschreibung und Verteilung von Rechten und Pflichten Kranker angewendet werden kann und wenn ja, zu welchen Konsequenzen dies führen würde.

Schließlich habe ich an einem Fallbeispiel – der sogenannten Gender-Dysphorie und dem daraus häufig erwachsenden Wunsch nach einer medizinischen Geschlechtsangleichung – die bis dahin von mir beschriebenen ethischen Kategorien praktisch angewendet. Dabei hat sich ein Spannungsverhältnis zwischen dem Prinzip der Selbstbe-stimmung des Patienten und dem der ärztlichen Fürsorge gezeigt, dass nicht gänzlich aufzulösen, sondern lediglich in ein „Überlegungs-gleichgewicht" gebracht werden kann

Rückersdorf, der 20. Februar 2024

Frank R. Menn

Literaturverzeichnis

1. Heinrich Schipperges, „Der Begriff der Krankheit", in Reader „Masterstudiengang Universitätsmedizin Mainz Medizinethik „Der Begriff der Krankheit",

2. Carl Friedrich Gethmann: „Zur Amphibolie des Krankheitsbegriffs" in Reader Masterstudiengang Universitätsmedizin Mainz Medizinethik „Der Begriff der Krankheit",

3. Carl Friedrich Gethmann: „Krankheit als Ursprung sozialer Verpflichtungen", in Reader Masterstudiengang Mainz Medizinethik „Anthropologische und ethische Fragen von Gesundheit und Krankheit",

4. Wolfgang Wieland; „Die Medizin im System der Wissenschaften," in: Reader Masterstudiengang Universitätsmedizin Mainz Medizinethik „Heilen, Können und Wissen",

5. Wolfgang Wieland: „Thesen zum Krankheitsbegriff" in Reader Masterstudiengang Universitätsmedizin Mainz Medizinethik „Der Begriff der Krankheit",

6. Dirk Lanzerath: „Krankheit und der kranke Mensch" in Reader Masterstudiengang Universitätsmedizin Mainz Medizinethik „Der Begriff der Krankheit",

7. John Rawls, „Justice of Fairness" / „Gerechtigkeit als Fairness ", Reclam 2020

8. Wolfgang Kersting „Theorien der Gerechtigkeit", in Reader Masterstudiengang Universitätsmedizin Mainz Medizinethik „Kurseinheit 1 – John Rawls"

9. A. Gethmann-Siefert „Das Verhältnis von Arzt und Patient", in Reader Masterstudiengang Universitätsmedizin Mainz Medizinethik „Das Arzt-Patient Verhältnis"

10. Norbert W. Paul: „Gesundheit und Krankheit", in Geschichte, Theorie und Ethik der Medizin, Suhrkamp 2020,

11. Immanuel Kant, zitiert nach Philip Richter: „Kants Grundlegung zur Metaphysik der Sitten", Darmstadt 2013

12. Christian Säfken, „Transsexualität und Intersexualität in ethischer Perspektive", in: Groß, Neuschaefer, Steinmetzer „Transsexualität und Intersexualität, Berlin 2008

13. Beauchamp/Childress (1989): Tom L. Beauchamp, James F. Childress, Principles of Biomedical Ethics, Oxford 1989

14. Deutscher Ethikrat: „Intersexualität", Stellungnahme 02/ 2012

15. „Geschlechtsangleichung bei Transsexualität", in: Krankenkasseninfo 03/21